BEI GRIN MACHT SICH IHR
WISSEN BEZAHLT

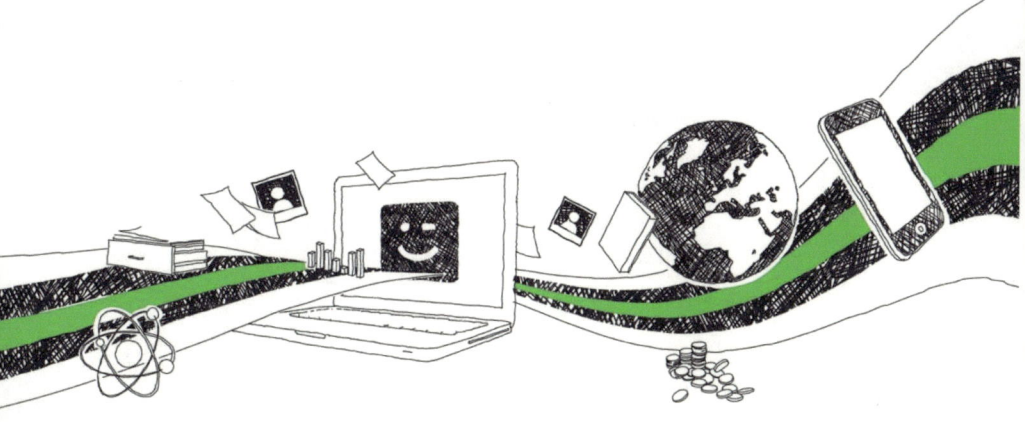

- Wir veröffentlichen Ihre Hausarbeit,
  Bachelor- und Masterarbeit

- Ihr eigenes eBook und Buch -
  weltweit in allen wichtigen Shops

- Verdienen Sie an jedem Verkauf

Jetzt bei www.GRIN.com hochladen
und kostenlos publizieren

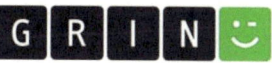

Martin Smollich

Die Arzneidroge Asa foetida – ein historisches Nerven-
mittel und Aphrodisiakum

GRIN Verlag

Bibliografische Information der Deutschen Nationalbibliothek:

Die Deutsche Bibliothek verzeichnet diese Publikation in der Deutschen National-
bibliografie; detaillierte bibliografische Daten sind im Internet über http://dnb.d-
nb.de/ abrufbar.

Impressum:

Copyright © 2009 GRIN Verlag GmbH
Druck und Bindung: Books on Demand GmbH, Norderstedt Germany
ISBN: 978-3-640-26174-1

Dieses Buch bei GRIN:

http://www.grin.com/de/e-book/122337/die-arzneidroge-asa-foetida-ein-historisches-
nervenmittel-und-aphrodisiakum

Die Arzneidroge *Asa foetida* –

ein historisches Nervenmittel und Aphrodisiakum

Martin Smollich

Gliederung

1. Einleitung

Die Arzneidroge Asa foetida (dt. Teufelsdreck, Asant, u.a.) war über Jahrhunderte fester Bestandteil des Arzneischatzes in Europa, dem Nahen Osten, Persien und Indien. Noch das Deutsche Arzneibuch 6 aus dem Jahre 1926 führt Asa foetida und liefert die entsprechenden Prüfvorschriften[1]. Neben der pharmazeutisch-medizinischen Verwendung war der Asant darüber hinaus in Volksglauben und volkstümlichem Heilwissen verankert. Eine der wichtigsten Stoffeigenschaften der Droge wird bereits durch den Namen Asa foetida beschrieben, mit foetidus: lat. übelriechend (entspr. „übelriechendes Gummiharz"). Im pharmazeutischen Bereich war die Droge damit über ihre olfaktorische Eigenschaft von einem weiteren häufig verwendeten Gummiharz, dem wohlriechenden Asa dulcis oder Asa odorata (für Benzoe), unterschieden.

2. Synonyme

Aus dem Jahrtausende währenden, volkstümlichen und medizinischen Gebrauch der Droge entstand eine Vielzahl von Synonymen[2]: Assa foetida, Asant, Asam, Falsch Futter, Fötium, Gummi asae foetidae, Gummi resina asa foetida, Hingischgummi, Lacrima syriaca, Laser foetidum, Laser syriacum, Merda daemonis, Narthex asa foetida, Nassam, Peucedanum narthex peucedanum scorodosma, Resina gummosa ferulae assafoetidae, Scorodosma foetidum, Stercus diaboli, Stercus foetida, Stinkasant, Stinkasantgummi, Stinkasantgummiharz, Stinkasantharz, Stinkender Asand, Succus medicus, Succus syriacus, Teufelsdreck, Teufelskot, Unreiner Kot, Watt von Schwarten.

3. Stammpflanzen

Asa foetida bezeichnet den luftgetrockneten Milchsaft (Gummiharz) verschiedener Ferula-Arten, insbesondere von Ferula assa-foetida *Linné*, Ferula narthex *Boissier* und Ferula foetida *(Bunge) Regel*[3]. Die Ferula-Arten gehören zur Familie der Apiaceae (Doldengewächse) und sind in den Stein- und Salzwüsten Persiens und Afghanistans verbreitet[4]. In Südeuropa sind darüber hinaus verwandte Arten wie Ferula communis *Linné* und Ferula chiliantha *Rech* (Steckenkraut) heimisch. Diese gelbblühenden Doldenblütler werden bis zu vier Meter groß und zeichnen sich durch meterlange Blätter aus, die feinstgliedrig (dillartig) unterteilt sind. Die Vertreter der Ferula-Arten führen sämtlich den als Rohmaterial für Asa foetida verwendeten, weißen Milchsaft.

4. Inhaltstoffe

Die Zusammensetzung von Asa foetida unterliegt je nach verwendeter Stammpflanze, Herkunftsregion und Lagerbedingungen starken Schwankungen. Die Droge setzt sich aus drei Gruppen von Hauptbestandteilen zusammen[5]: a) 24 – 65% Harz (Asaresin) mit etwa 60% Ferulasäureestern des Asaresitannols und < 1% freiem Asaresitannol; b) 25 – 30% bassorinartiges Gummi, bestehend aus Glucuronsäure, Galaktose, Arabinose, Rhamnose u. a.; c) 6 – 20% ätherisches Öl (Oleum Asae foetidae), das als Hauptbestandteile die drei Disulfide 1-(1-Methylthiopropyl-)propenyldisulfid, 2-sec-Butyl-propenyldisulfid und 2-sec-Butyl-3-methylthioallyldisulfid enthält[6].

5. Toxikologie

Es existieren einzelne Berichte über Vergiftungserscheinungen nach Einnahme größerer Mengen der Droge. So wurden Schwellungen der Lippen, Meteorismus, Diarrhoe und stinkendes Aufstoßen beschrieben; auch über unspezifische Symptome wie Benommenheit, Kopfschmerzen, Schwindel sowie eine Steigerung des Geschlechtstriebes wird berichtet[4]. Aufgrund letzterem wurde Asa foetida bis in die Neuzeit hinein auch als Aphrodisiakum verwendet. Nach Auflegen von Asa-foetida-Pflastern auf den Unterleib kam es bei Männern zu starker Hodenschwellung, bei Frauen zur Schwellung von Genitalien und Brustdrüsen, wobei letztere in Einzelfällen mit Milchabsonderung verbunden gewesen sein soll[7].

6. Indikation und historische Verwendung

Zur medizinischen Anwendung kamen neben der rohen Droge Asa foetida das entsprechende Asa foetida-Öl und Alkoholauszüge; außerdem wurde das Gummiharz als Räucherdroge verwendet. Indikationen für die Anwendung von Asa foetida waren a) verschiedene Angst- und Nervenstörungen (Nervosität, Hysterie, Hypochondrie), b) krampfartige Magen-, Leber- und Galleleiden, c) Impotenz und reduzierter sexueller Antrieb. Entsprechend war Asant vorwiegend als Nerven- und Beruhigungsmittel sowie als gastrointestinales Spasmolytikum verbreitet. Seit dem Altertum galt Asa foetida außerdem als Aphrodisiakum und wurde über Jahrhunderte in der Liebesmagie eingesetzt; in diesem Rahmen war Asant Bestandteil der sog. „Dr. Faust-Räucherungen".

7. Nicht-pharmazeutische Verwendung

Bei lichtunechten Farblacken, insbesondere bei Geigenlacken, soll Bemischung von Asa foetida die Haltbarkeit verbessern. Asa foetida ist außerdem in dem berühmten Parfum „Chanel No. 5" enthalten und trägt dort entscheidend zu dessen unverwechselbarer Note bei.

8. Asa foetida in historischen Monographien

„Vollständiges Materialien-Lexicon" (1721)[8]: *Assa fœtida,* ist ein Hartz, in grossen gelblichten Stücken, eines starcken und unangenehmen Geruchs, daher es auch bey den Teutschen *Stercus diaboli,* Teufelsdreck, genennet wird. Es rinnet von dem Stamme eines Bäumleins, dessen Blätter der Raute nicht unähnlich sehen, und in Lybien, Meden und in Syrien, auch in Indien wächst. Dieses Hartz oder Gummi soll man erwehlen, welches in feinen Stücken, rein und trucken, gelblicht, voll weisser Tropfen, und von starckem Geruch ist, stinckt, und riecht übel, als wie Knoblauch. Es führet viel Oel, das zum Theil gar kräftig ist, und voll flüchtigen durchdringenden Saltzes stickt. Es ist wider allerhand Mutterkranckheiten und Beschwer vortrefflich dienlich. Es zertheilet, macht dünne, erweicht, reiniget, treibet durch gelinden Schweiß gantz unvermercklich aus: und wird innerlich und äusserlich gebrauchet. Die Schmiede brauchen den Teuffelsdreck gar öfters zu den Kranckheiten der Pferde.

„Enzyklopädie der Volksmedizin" (1843)[9]: Stinkasant, Asant, Teufelsdreck, *Asa foetida* (von *Ferula Asa foetida L.*). Dieses kräftige krampfstillende, beruhigende, Unterleibsstockungen lösende, die Krämpfe in der Brust und Gebärmutter, im Magen und Gedärm am schnellsten beschwichtigende Mittel, ist weder dem gebildeten Nichtarzt, noch dem Volk unbekannt. Garcia ab Horto, vor 200 Jahren portugiesischer Arzt in Indien, sagt, dass in ganz Indien kein Medikament in kranken Zuständen und kein Gewürz an die Speisen häufiger in Anwendung komme, als der mit dem Laserpitium identische Asant. Er erzählt, dass man das Mittel in Indien als solches gegen Zahnschmerz (in den hohlen Zahn gesteckt), so wie gegen Impotenz hochschätze.

"Magni apud Indos est praetii, quod eo plurimum utantur etiam in venere proritanda." Dass wir auf dem Kontinent, eben so gut, wie die Engländer, Teufelsdreck zur pikanten Würze der Saucen an Hammelbraten etc. nehmen, ist allen Feinschmeckern bekannt. Ungemein groß ist aber der medizinische Gebrauch des Asants auch noch in unseren Tagen. Hysterische und Hypochonder tragen das Mittel nicht selten in einer Schachtel mit sich herum, und drehen sich bei den Anfällen von Angst, Flatulenz etc. Pillen davon, die sie zu drei und mehreren Stücken verschlucken. Manche andere ziehen die Tinktur (*Tinctura Asae foetidae*), zu 30 Tropfen in Wasser genommen, vor. Gegen nervösen Magenkrampf, Intestinalwürmer, Keuchhusten im 2. Stadium, gegen Stockungen in Leber und Milz, so wie gegen unterdrückte Menstruation blasser, hagerer, spastischer Frauenzimmer ist der mehrwöchentliche Gebrauch des Asants, dreimal täglich 6, 10 – 30 Gran in Pillen, unschätzbar. Mögen Kinder und Personen von zartem Geruch- und Geschmacksinn das Mittel nicht einnehmen, so wirkt es auch sehr gut in Klystieren. Man löst 25 – 30 Gran in einem halben Maß Kuhmilch, zu einem Klistiere für Erwachsene auf; Kinder haben an der Hälfte genug. Eine mit der Klistierspritze sehr vertraute hiesige Krankenwärterin gab im Jahre 1840 ihren drei an Keuchhusten leidenden Kindern täglich zwei solcher Klistiere und in zehn Tagen war jede Spur von Keuchhusten verschwunden. Selbst gegen Askariden sind solche Klistiere sehr nützlich. Auch zum krampfstillenden Klistier ist der Asant unentbehrlich (s. Klistier, Seite 316). Äußerlich ist der Teufelsdreck noch ein zerteilendes Mittel (s. *Emplastrum foetidum seu resolvens Schmuckeri*).

„Drogerie- Spezerei- und Farb-Waren-Lexikon" (1851)[10]: Asa foetida ist der Saft des in Irak (Persien) und im nördlichen Ostindien wachsenden Teufelsdreck-Steckenkrauts; man macht Einschnitte in die Pflanze, Wurzel, Blätter, aus welcher dann ein milchiger Saft fließt und sich hernach verdickt, d.h. an der Luft erhärtet; er besteht teils aus weißen, teils aus gelben oder fleischfarbenen Teilen, welche durcheinander gemischt wie hinzugefügte kleingeschnittene, geschälte Mandeln aussieht. Je frischer das Gummi ist, desto weißer ist es; im Alter wird es mehr rötlich oder braun. Asa Foetida enthält mehr gummöse als harzige Teile, außerdem noch flüchtige Teile und ein ätherisches Öl. Durch Wasser werden nur die Gummianteile aufgelöst. Die beste Qualität wird in Körnern, schlechtere Qualitäten in Klumpen oder Brocken geliefert; pulvern läßt er sich

nur in der strengsten Kälte. Man muß ihn in gut verschlossenen Gefäßen aufbewahren, weil die besten Teile schnell verfliegen. Frischer ist 20mal kräftiger als alter.

„Herders Conversations-Lexikon" (1854)[11]: Asa foetida, Teufelsdreck, Stinkasant von den Chinesen Hingh geheißen. – Der Saft von *Ferula Asa foetida Linne*, einer persischen Pflanze aus der 5. Kl. 2. Ordn. nach Linné und nach Jussieu unter die *Umbelliferae* (Doldenträger) gehörend; er wird durch Einschnitte in die Wurzel und nachheriges Austrocknen des ausfließenden Saftes an der Luft, erhalten. – Die *A. f.* wird als Arzneimittel geschätzt; wirkt flüchtig erregend und beruhigend auf das Nervensystem, und wird bei Krämpfen der Brust und des Unterleibs, bei Hysterie und Hypochondrie, bei Verschleimung der Brust und des Unterleibs etc. angewendet. Die Perser benützen sie auch als Gewürz.

„Pierer's Universal-Lexikon" (1857)[12]: Asa foetǐda (Teufelsdreck, Stinkasant), aus der, noch in der Erde stehend, oben abgeschnittenen Wurzel der *Ferula asa foetida.*, als weiße Milch ausfließendes, an der Luft verhärtetes, zu, außen rosenfarbig braunen, innen weißgelblich od. bräunlich, mit weißen, mandelartigen, an der Luft röthlich werdenden Stücken durchsetzten Klumpen zusammengebackenes Gummiharz, von unangenehmem, knoblauchsartigem, starkem, bei dem frischen Safte fast unerträglichem Geruche, ähnlichem, scharfbitterlichem Geschmack, zum Theil in Wasser, zum Theil in Weingeist löslich u. mit ersterem eine weißliche, trübe, mit letzterem eine klare, gelbröthliche Auflösung gebend. Die *A. f.* kommt aus Ostindien u. Persien u. wird, des starken Geruches wegen, wie der Moschus, an den Mastbäumen hängend, transportirt; wird in der Medicin häufig in Pillen, seltener mit Wasser od. Weingeist ausgezogen, als krampfstillendes, reizend auflösendes Mittel, bei Hypochondrie, Hysterie, Würmern, Knochenfraß, auch äußerlich zu Pflastern gebraucht, jedoch haben neuere Beobachtungen diese Heilwirkung nicht bestätigt. Bisweilen wird sie auch in geringer Menge in der Küche statt des Knoblauchs als Gewürz angewendet. **Asafötidaöl**, durch Destillation von *A. f.* mit Wasser erhalten, erscheint als hellgelbes Öl von höchst unangenehmem Geruche, siedet bei 135–140°, entwickelt bei längerem Stehen Schwefelwasserstoff, ist ziemlich löslich in Wasser, leicht löslich in Alkohol u. Äther. Es besteht aus Verbindungen des Allyls mit Schwefel

u. Schwefelwasserstoff. Mit Natronkalk erhitzt, bildet es Propionsäure u. Valeriansäure; mit einer weingeistigen Lösung von Quecksilberchlorid erhitzt, erzeugen sich Verbindungen, welche beim Erhitzen mit Cyankalium Senföl geben. **Asafötida-Tinctur** (*Tincutra asae foetidae*), gelbbräunliche, stark nach *A. f.* riechende, durch Digestion von zwei Theilen Teufelsdreck mit 12 Theilen Weingeist bereitete Flüssigkeit. **Asafötidawasser**, **1**) einfaches (*Aqua asae foetidae*), aus Teufelsdreck durch Destillation mit Wasser gewonnen, trübe, von starkem Geruch, das ätherische Öl des Gummiharzes enthaltend; **2**) zusammengesetztes, s. Prager stinkendes Wasser.

„Merck's Warenlexikon" (1884)[13]: *Asa foetida* (Teufelsdreck, Stinkasant, Gummiresina, fr. Assa foetida, engl. devil's dung); ein Artikel des Droguenhandels, besteht aus dem eingetrockneten Milchsafte der Wurzeln verschiedener großer Umbelliferen (Doldengewächse) des inneren Asien. Namentlich sollen Scorodosma foetidum, welches zwischen dem Aralsee und dem Persischen Meerbusen wächst, sowie auch Narthex Asa foetida im westlichen Afghanistan und Turkestan die A. liefern. Nach andern aber auch ferula persica, ferula Asa foetida und andre Ferula-Arten. Die A. hat einen höchst unangenehmen Geruch, den sie der Gegenwart eines schwefelhaltigen ätherischen Öles (Asa foetidaöl) verdankt. Die beste Qualität heißt A. f. in granis s. in lacrymis (A. in Körnern oder in Thränen); sie besteht aus einzelnen kleineren, mehr oder weniger rundlichen Stücken, die im frischen Zustande eine weiße Farbe haben, mit der Zeit aber pfirsichblütrot und schließlich braun werden. Die zweite Sorte, A. f. in maosis, besteht aus größeren Stücken, in denen man innerhalb einer gleichmäßigen Grundmasse zahlreiche kleine, mandelförmige Stücke von der angegebenen Beschaffenheit erkennen kann. Im frischen Zustande ist die A. weich, im Alter hart; man erhält sie meist von Bombay über London, zuweilen auch über Rußland. Die A. gehört zu den Gummiharzen und enthält außer dem bereits erwähnten ätherischen Öle Harz, Gummi und Ferulasäure. Man benutzt die Ware zu medizinischen Zwecken; sie ist zollfrei.

„Deutsches Arzneibuch 6" (1926)[1]: Asa foetida – Asant. Das Gummiharz asiatischer Ferula-Arten, namentlich von Ferula assa feotida *Linné*, Ferula narthex *Boissier* und Ferula foetida *(Bunge) Regel*. Asant besteht entweder aus losen oder verklebten

Körnern, oder aus größeren Klumpen mit gelbbrauner Oberfläche und weißer, am Rande mitunter brauner Bruchfläche, die bald rot anläuft und allmählich braun wird. Asant riecht durchdringend knoblauchartig und schmeckt bitter und scharf.

„Handwörterbuch des deutschen Aberglaubens" (1932)[14]: Teufelsdreck (Stinkasant; Ferula assa-foetida, veraltet: Asa foetida). Das eingetrocknete Gummiharz gewisser asiatischer Doldenblütler (Ferula-Arten) von gelblicher, violetter oder bräunlicher Farbe, unangenehmem (an Knoblauch erinnernden) Geruch und etwas zäher (in frischem Zustand) Beschaffenheit. Nach dem Geruch und dem Aussehen heißt dieses Harz Teufelsdreck (excrementum diaboli). In der älteren Heilkunde wurde der Teufelsdreck bei Krämpfen, Nervosität usw. verwendet[15, 16]. Als stark riechendes Mittel gilt er für hexenvertreibend[17]. Besonders die Ställe werden mit Teufelsdreck ausgeräuchert. Die Slowaken räuchern, wenn der Kranke "vom Teufel besessen" ist (Geisteskrankheiten), das Zimmer mit Teufelsdreck aus. Auch wird Teufelsdreck mit anderen antidämonischen Mitteln (z. B. Dorant, Dill, Kümmel) im Stall vergraben. Wenn das Vieh zum ersten Male auf die Weide getrieben wird, werden ihm Kügelchen aus Teufelsdreck und FölzowPulver (?) in die Haare geklebt, dann kann es nicht verrufen werden, und schlechte Augen können ihm nichts anhaben. Ebenso knüpft man ins Säelaken (vorzugsweise in Litauen) Teufelsdreck, Knoblauch und einen Silbergroschen. Ein Amulett, das gegen Abzehrung auf der Brust getragen werden muß, enthält u. a. auch Teufelsdreck. Auch gibt man Kindern gegen die gleiche Krankheit drei kleine Körnchen in Rahm zum Essen. Das Mittel muß an einem Freitag bei "Abgangsmond" gereicht werden. "Verrufenen" Menschen gibt man Teufelsdreck und die 25 Buchstaben der Sator-Formel mit Brot neun Tage nacheinander ein.

9. Literatur

1. Deutsches Arzneibuch 6 (1926), S. 79 – 80, R. v. Decker's Verlag, Berlin

2. K. H. Ubertus (1939) Arzneimittel-, Drogen-, Chemikalien- und Heilkräuter-Fachwörterbuch. Verlag H. Mayer Berlin-Neukölln

3. G. Karsten, U. Weber, E. Stahl (1962) Lehrbuch der Pharmakognosie. G. Fischer Verlag, 9. Aufl.

4. L. Roth, M. Daunderer, K. Kormann (1994) Giftpflanzen Pflanzengifte. Nikol Verlagsgesellschaft mbh & Co. KG, 4. Aufl.

5. M. N. Samimi, W. Unger (1979) Die Gummiharze Afghanischer „Asa foetida"-liefernder Ferula-Arten. Planta medica 36, S. 128 – 133

6. R. Hänsel, O. Sticher, E. Steinegger (1999) Pharmakognosie – Phytopharmazie. Springer 5. Aufl.

7. G. Madaus (1938) Lehrbuch der biologischen Heilmittel. Thieme Verlag Berlin

8. N. Lemery (1721) Vollständiges Materialien-Lexicon. S. 118 – 119, Leipzig

9. G. F. Most (1843) Enzyklopädie der Volksmedizin

10. J. C. Koenig (1851) Drogerie- Spezerei- und Farb-Waren-Lexikon oder vollständige und genaueste Anleitung

11. Herders Conversations-Lexikon (1854) Band 1, S. 279, Freiburg i. Br.

12. Pierer's Universal-Lexikon (1857) Band 1, S. 795, Altenburg

13. G. A. Gloeckner (1884) Merck's Warenlexikon, 3. Aufl., Leipzig

14. E. Hoffmann-Krayer, H. Bächtold-Stäubli (1932) Handwörterbuch des deutschen Aberglaubens, Berlin und Leipzig

15. G. Tschirch (1923) Handbuch der Pharmakognosie, 3. Aufl., S. 1075ff.

16. Hortus Sanitatis (1485) cap. 41

17. J. de Cock (1920) Volksgeloof 1